AF475567

DE

LA GOUTTE,

SA NATURE, SES CAUSES,

SES RAPPORTS AVEC LE RHUMATISME ET LES NÉVRALGIES,

ET

SON TRAITEMENT CURATIF ET PRÉSERVATIF.

HYGIÈNE DES GOUTTEUX.

PAR

Le Docteur E. LEVRAT,

> L'avis et l'autorité des anciens ne doivent pas empêcher de rechercher et de répandre la vérité.
>
> (FERNEL.)
>
> Guérissons d'abord !

PRIX : 1 FR. 50 CENT.

PARIS,

CHEZ J.-B. BAILLIÈRE,

LIBRAIRIE DE L'ACADÉMIE IMPÉRIALE DE MÉDECINE,

Rue de l'École-de-Médecine, 17

Chez l'AUTEUR, rue de Provence, 3, et chez tous les libraires.

LONDRES, chez H. BAILLIÈRE, 217, Regent Street.

MADRID, chez C. BAILLY-BAILLIÈRE, calle del Principe, 11.

LYON, chez SAVY, place Bellecour.

1854.

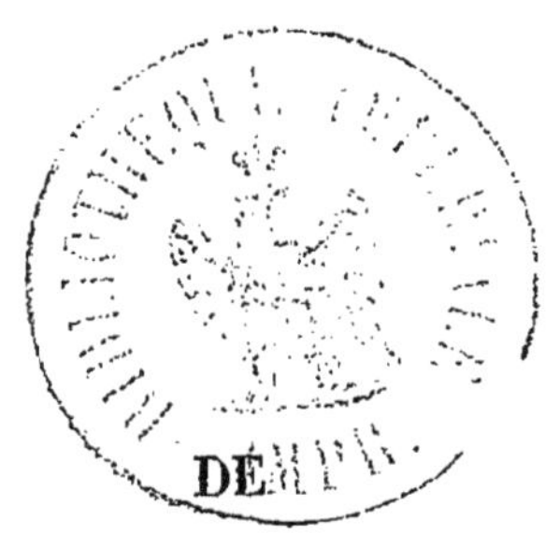

DE LA GOUTTE,

SA NATURE, SES CAUSES,

SES RAPPORTS

AVEC LE RHUMATISME ET LES NÉVRALGIES,

ET

SON TRAITEMENT CURATIF ET PRÉSERVATIF.

PARIS. — Imp. FÉLIX MALTESTE et Cie, rue des Deux-Portes-St-Sauveur, 22.

DE

LA GOUTTE,

SA NATURE, SES CAUSES,

SES RAPPORTS AVEC LE RHUMATISME ET LES NÉVRALGIES,

ET

SON TRAITEMENT CURATIF ET PRÉSERVATIF.

HYGIÈNE DES GOUTTEUX.

PAR

Le Docteur E. LEVRAT,

Ex-Membre titulaire de la Société nationale de médecine de Lyon,
ancien médecin attaché à l'Administration municipale, au Conseil des prud'hommes.
aux Écoles et à la Garde municipale de la même ville,
honoré d'une médaille décernée par la ville de Marseille,
membre de plusieurs sociétés savantes, etc., etc., etc.

L'avis et l'autorité des anciens ne doivent pas empêcher de rechercher et de répandre la vérité.

(FERNEL.)

Guérissons d'abord!

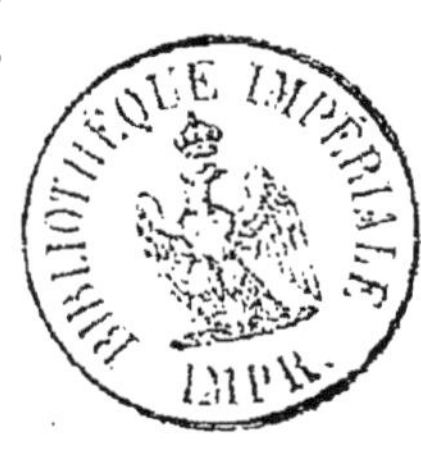

PARIS,
CHEZ J.-B. BAILLIÈRE,
LIBRAIRIE DE L'ACADÉMIE IMPÉRIALE DE MÉDECINE,
Rue de l'École-de-Médecine, 17
Chez l'AUTEUR, rue de Provence, 3, et chez tous les libraires.
Londres, chez H. BAILLIÈRE, 217, Regent Street.
Madrid, chez C. BAILLY-BAILLIÈRE, calle del Principe, 11.
Lyon, chez SAVY, place Bellecour.

1854.

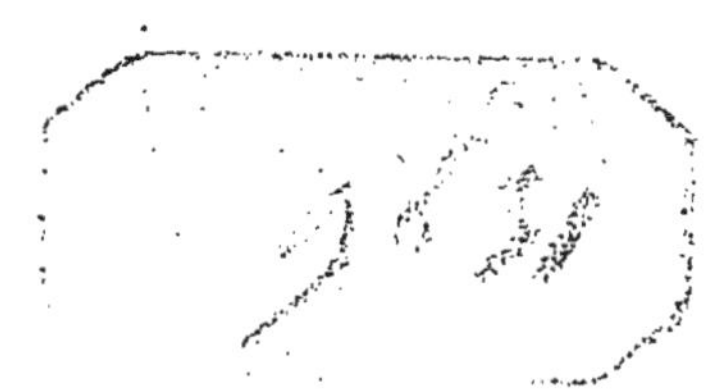

AVANT-PROPOS.

Paris, 10 décembre 1850.

A M. LE PRÉSIDENT
DE L'ACADÉMIE NATIONALE DE MÉDECINE.

MONSIEUR LE PRÉSIDENT,

Malgré les nombreux travaux publiés sur la *goutte* et le *rhumatisme*, depuis les temps les plus reculés et continués de nos jours en France, en Angleterre et en Allemagne; malgré les traitemens préconisés puis abandonnés et repris par des auteurs d'un très grand mérite scientifique, qui se sont occupés d'une manière spéciale de ces deux maladies; malgré, en un mot, la discussion pleine d'intérêt qui s'est élevée, il y a quelques temps, au sein de la savante Société que vous présidez, il n'y a rien d'officiellement, ni de rationnellement arrêté sur la nature intime de ces deux maladies, sur leurs signes différentiels, et surtout sur le traitement réellement infaillible à leur opposer.

Il est donc permis à tout homme investi de la mission de guérir ou calmer les souffrances de la société de continuer les recherches commencées avant lui, heureux s'il peut, lui aussi, apporter d'utiles matériaux à l'édifice médical, plus heureux encore s'il a trouvé ce que d'autres avant lui ont cherché vainement.

J'ai pratiqué, pendant plusieurs années, la médecine dans une ville où les affections rhumatismales règnent endémiquement, et où la *goutte* se rencontre aussi dans une assez notable proportion; j'ai dû, à l'aide d'études sérieuses, chercher à me rendre compte de la nature intime de ces deux maladies, et je crois pouvoir les considérer, malgré des différences peu sensibles, comme deux états de la même affection; seulement chacun de ces états exige, pour se déclarer et être *goutte* ou *rhumatisme*, des conditions particulières d'âge, de constitution et de localités. J'aurai l'honneur de soumettre un travail sur ce sujet à l'appréciation de votre savante Compagnie, en attendant, permettez-moi de vous adresser les conclusions de mon mémoire.

1° La *goutte* et le *rhumatisme* sont deux états à peu près semblables de la même maladie. Chacun de ces états a besoin, pour se déclarer, de conditions particulières relatives à l'âge, au sexe, à la constitution et aux localités.

2° La nature de la *goutte* est essentiellement spécifique; elle est constituée par deux élémens, l'un *inflammatoire* agissant *le plus ordinairement* sur les tissus fibreux.; l'autre *pernicieux*, exerçant son influence sur le sang dont il altère la composition intime.

3° Les causes auxquelles il faut attribuer la maladie *goutteuse* ou *rhumatismale* agissant directement sur l'estomac, ou indirectement, c'est-à-dire par l'intermédiaire de la peau, du cerveau et du système nerveux, la perturbation apportée dans les organes réagit sympathiquement sur les fonctions d'assimilation confiées à l'appareil gastro-intestinal.

4° Le siége véritable de la *goutte* ou, si l'on veut, son point de départ, est dans l'estomac dont les fonctions troublées provoquent la perturbation de fonctions secondaires, et par suite, une altération du sang.

5° Connaissant la nature spécifique de la *goutte*, les causes qui la provoquent et son siége, le médecin doit se proposer un traitement *spécifique*, c'est-à-dire exerçant dans le lieu d'élection de la maladie, une action spéciale sur les élémens qui constituent l'affection *goutteuse*.

Le traitement à l'aide duquel je combats la *goutte* et le *rhumatisme* est établi d'après les considérations qui précédent. Je prie l'Académie de vouloir bien m'indiquer les expériences qu'elle croira nécessaires pour éclairer sa religion ; je tiens à sa disposition les moyens dont se compose mon traitement que de nombreux faits bien constatés, et qu'il serait trop long d'énumérer ici, même sommairement, ne me permettent plus de qualifier d'expérimental.

Agréez, je vous prie, l'assurance de la considération très distinguée, avec laquelle j'ai l'honneur d'être,

MONSIEUR LE PRÉSIDENT,

Votre très humble et dévoué confrère,

Dr E. LEVRAT.

Telle est la lettre que j'eus l'honneur d'adresser à l'Académie impériale de médecine, et dont M. le Secrétaire général donna lecture, ainsi que je l'ai appris par un extrait qui en a paru dans les journaux de médecine, chargés du compte-rendu des séances de cette savante Société. Depuis cette époque, et ne me laissant pas décourager par le silence de l'Académie, je continuai activement mes études spéciales, et bientôt de nouvelles guérisons s'ajoutant à celles que j'avais déjà obtenues, confirmèrent l'efficacité de mon traitement.

J'ai publié pour des lecteurs non médecins, pour les malades que désespéraient et la longueur et l'intensité de leurs souffrances, une brochure de quelques pages seulement (1), où en peu de mots j'exposai les idées qui servaient de bases à mon traitement. Les journaux (2) vinrent en aide à mon travail qu' ils approuvèrent, et me fournirent leur publicité pour répandre auprès de ceux qui souffrent et mon nom et ma spécialité médicale. Le public a mieux fait que l'Académie, il m'a répondu. J'avais à peine fait connaître ma publication, que tous les jours dans mon cabinet et par correspondance, j'avais à fournir des renseignemens sur les moyens dont je disposais pour guérir une maladie qui, jusqu'à ce jour, avait désespéré malades et médecins. Je reçus des administrations de bienfaisance des encouragemens à persévérer, les approbations les plus honorables ne me manquèrent pas, et je ne tardai pas à me féliciter d'être entré franchement dans cette seconde voie, dans laquelle je ne me lançai toutefois qu'après une certaine hésitation et après avoir vu mes tentatives échouer auprès de l'Académie impériale de médecine.

(1) De la *goutte* et des autres formes du *rhumatisme*, etc. etc... Nouvelle méthode de traitement, par le Dr E. LEVRAT ; in-8o broché.

(2) Le *Journal des Débats*, le *Constitutionnel*, le *Messager des Chambres*, le *Pays*, le *Bien-Être*, etc., etc.

Nous sommes à une époque où la publicité est indispensable à celui qui veut faire valoir son savoir. Le journalisme, cette puissance qui recueille de toutes parts pour les répandre dans toutes les parties du monde, les découvertes utiles dans les lettres, les sciences et les arts, ne sert-il pas de piédestal, d'occasion de se faire connaître au médecin, au littérateur, au philosophe à qui l'on doit ces découvertes. Le journalisme comme moyen de publicité est passé dans nos mœurs, dans nos habitudes, dans nos besoins; c'est le fil conducteur qui rattache la pensée à l'action; c'est aussi le journalisme qui, sous prétexte de distraction, porte à l'homme qu'étendent et retiennent dans son lit d'horribles et désespérantes douleurs, le nom de celui qui peut le guérir souvent, le soulager toujours.

DE LA GOUTTE.

INTRODUCTION A L'ÉTUDE DE LA GOUTTE.

Les maladies douloureuses sont nombreuses si, à l'exemple de *Sauvage* qui, dans sa *nosologie* en a fait une classe à part, on comprend toutes celles qui sont accompagnées de sensations, de perceptions, d'affections morales désagréables ou pénibles. Aujourd'hui, dans le langage usuel, sinon dans le langage médical, on a conservé le nom d'*affections douloureuses*, à la *goutte*, aux *rhumatismes* et aux *névralgies*. Aussi les maladies sont-elles désignées, le plus souvent, sous le nom générique de *douleurs*.

La *goutte* et le *rhumatisme* sont deux variétés de la même affection dite rhumatismale, et dont la nature est essentiellement spécifique.

Dans l'un et l'autre cas, il y a douleur vague, spontanée, affectant le plus souvent les articulations. La maladie est-elle aiguë, il y a douleur vive, rougeur, gonflement des articulations, et réaction sur les organes internes avec fièvre. Est-elle chronique, il y a seulement douleur et difficulté dans les mouvemens. Lorsque les articulations du pied, du gros orteil surtout et de la main sont le siége de la maladie, elle prend le nom de *goutte*; dans toutes les autres articulations ou parties du corps, telles que le système musculaire, elle se nomme *rhumatisme*.

Les *névralgies* sont des douleurs très vives fixées sur le trajet du tronc ou des branches d'un nerf, et qui se manifestent comme les affections rhumatismales par accès irréguliers et périodiques. Toutes les parties du corps et tous les organes peuvent être le siége de cette maladie qui, du reste, est très fréquente.

En étudiant ces trois espèces d'affections, on voit qu'elles sont liées entre elles par un phénomène commun, la douleur, phénomène remarquable par son intensité et sa persistance, et *qui souvent caractérise à lui seul l'affection qu'elle décèle.* (GÉORGET, *Dict. de Méd.*)

En m'occupant plus spécialement de la GOUTTE, j'aurai l'occasion de parler du *rhumatisme* et des *névralgies*, et de justifier le traitement que j'emploie pour les combattre, traitement qui, indépendamment du but qu'il se propose, de détruire l'élément constitutif de la maladie, tend à débarrasser le malade du phénomène le plus difficile à supporter, la DOULEUR.

De ces différens états de la même maladie, la *goutte* est, sans contredit, le plus cruel et le plus digne de fixer l'attention du médecin. La classe de la société où cette maladie sévit de préférence, sa gravité, sa fréquence qui semble être en rapport avec les progrès de la civilisation, justifieraient assez les soins qu'ont apportés dans l'étude de ses causes et de son traitement, les médecins les plus recommandables de toutes les époques et de tous les pays, si déjà elle n'intéressait par quelques points de son histoire, sa marche, ses retours, et surtout les douleurs dont elle s'accompagne.

Son invasion se fait brusquement, au milieu de la santé la plus parfaite en apparence; sa marche est irrégulière, ses retours presque périodiques, et ses douleurs déchirantes; et lorsque, abandonnée à elle-même, elle disparaît, c'est le plus souvent aux dépens d'un organe important, ou bien sa disparition n'est que temporaire; car, à des époques plus ou moins rapprochées, et sous l'influence de causes insaisissables souvent, elle ne tarde pas à sévir de nouveau avec la même intensité, la même persistance. Elle serait longue la liste qu'on voudrait établir des auteurs qui ont écrit sur la *goutte*; les noms les plus honorablement connus ont signé sur cette maladie des traités spéciaux où de nombreux moyens ont été proposés, employés, puis remplacés par d'autres. Des médecins recommandables, au point de vue de la science et de la position qu'ils occupaient dans la société, n'ont pas craint de s'occuper d'une manière toute spéciale de la *goutte*. Pourquoi, en effet, un médecin qui a une double mission à remplir, et vis-à-vis de sa famille et vis-à-vis de la société, à laquelle il doit en échange du bien-être des siens, ses veilles et ses travaux, ne dirigerait-il pas spécialement ses études vers une maladie qui, jusqu'à lui, a déjoué les calculs et les raisonnemens de la science? Et si ce travail, entrepris consciencieusement, continué avec persévérance, est couronné de quelques succès, qui osera le blâmer de chercher à en répandre le bienfait, et de conserver seulement pour ceux qui souffrent l'emploi des moyens qui lui ont coûté de laborieuses recherches, et qui, par l'expérience qu'il a acquise, obtiennent entre ses mains de constans et durables résulats?

Loin de moi la pensée d'ajouter seulement un nouveau volume aux volumes déjà publiés sur la *goutte*! Le but que je me propose est essentiellement pratique. J'espère prouver que, dans le plus grand nombre des cas, malgré l'opinion et le préjugé que quelques médecins mêmes tendent à propager, *la goutte est une maladie parfaitement guérissable, quel que soit le siége qu'elle affecte*; *que sa guérison n'expose pas à contracter d'autres maladies, et encore moins, comme on l'a dit, à perdre la vie*, et qu'en dernière analyse, il faut tout au moins essayer de remédier aux atroces souffrances dont elle s'accompagne, et diminuer la longueur toujours si pénible de ses accès. En présence d'une maladie sinon mortelle, du moins très douloureuse, quel est le médecin qui peut, qui doit rester inactif, et cela avec d'autant moins de raison que si elle est quelquefois fatale, ce que je ne nie pas, c'est lorsqu'on la combat par des moyens imprudens, irrationnels, ou lorsqu'on s'en rapporte du soin de sa guérison à la nature, et elle n'est pas de celles qui guérissent par les seules forces de la nature. L'affection goutteuse ou rhumatismale, effet d'une cause éloignée, peut bien disparaître abandonnée à elle-même et à la longue; mais cette disparition n'est que temporaire, et il est rare que ce ne soit pas aux dépens d'un organe important. Le traitement doit donc rechercher, atteindre et anéantir cette cause ayant son siége dans la constitution, afin d'en détruire l'effet, afin que tel ou tel organe ne devienne pas le nouveau siége de cette maladie, afin, en un mot, que l'élément goutteux ou rhumatismal disparaisse complétement.

L'entreprise que je tente, c'est de rendre à la nombreuse et honorable classe des goutteux la santé, source d'immenses jouissances, surtout lorsqu'elle est la compagne de la fortune et de l'intelligence. Elle me conciliera, je l'espère, l'indulgence, et si j'avais besoin de la faire excuser, je dirais avec *Fernel* : « L'avis et l'autorité des anciens ne doivent » pas empêcher de rechercher et de répandre la » vérité. »

CONSIDÉRATIONS GÉNÉRALES.

Le mot *goutte*, quelque bizarre et peu scientifique qu'il soit, n'en est pas moins resté dans le langage médical pour désigner la maladie qu'à la fin du treizième siècle, au temps où régnait avec fureur la théorie de l'humorisme, on attribuait à une goutte d'un liquide âcre déposé dans nos tissus. Avant cette époque, les auteurs grecs et latins, Hippocrate, Arétée de Cappadoce et Galien, la nommaient *Arthritis* ou Podagre. Les anciens qui lui avaient élevé un temple la conjuraient sous le nom de *podagra Diana.*

Aujourd'hui, donnant à cette maladie le nom de la cause à laquelle on l'attribuait autrefois, tous les peuples ont adopté le nom de *goutte*.

On a dit et on répète journellement que c'est une maladie de bonne société. Elle commença à régner à Athènes et à Rome à dater de leurs beaux jours et lorsque régnèrent l'intempérance et la gourmandise. Depuis et de nos jours surtout, on lui a reconnu de plus honorables causes, telles que des études assidues, les préoccupations habituelles de l'esprit et le repos si bien acheté après les fatigues et les privations des camps. *Plures occidit sapientes quam fatuos plures divites quam pauperes*, a dit Sydenham, ce médecin anglais auquel on doit un des meilleurs traités sur la *goutte*. Cette phrase, échappée peut-être à l'amour-propre d'un homme cruellement tourmenté par la maladie, n'est pas seulement une consolation dans la douleur, mais une vérité justifiée par des faits assez nombreux. La partie la plus intelligente et la plus riche de la société ne fournit-elle pas à cette maladie ses plus nombreux martyrs. La *goutte* fuit la cabane du pauvre, la chaumière de l'artisan, pour habiter les demeures somptueuses des heureux du jour. La santé, l'esprit, la richesse et toutes les jouissances qu'elle procure, voilà donc ses causes prédisposantes.

Si, comme au temps de la décadence de la république de Rome, le libertinage et la débauche ne sont plus aujourd'hui les seules causes du développement de la *goutte*, les préoccupations de l'esprit, la vie sédentaire et la bonne chère, sont considérées comme prédisposant fréquemment à son invasion et à sa fréquence. Le roi préoccupé des moyens d'améliorer le sort de son peuple qui est sa famille, le ministre jaloux de seconder les intentions de son roi, le savant laborieux qui cherche dans le silence et le recueillement de son cabinet la solution d'un problème social, le médecin, l'homme de lettres, le philosophe, l'ecclésiastique, le militaire, voilà les victimes que la maladie choisit de préférence. Depuis Charlemagne, ce roi conquérant qui faisait asseoir avec lui sur le même char la *goutte* et la victoire, jusqu'au savant Daubenton dont les mains étaient déformées par cette maladie, on ferait une longue liste des noms honorablement connus dans la politique, les sciences et les lettres, qui lui ont payé un large tribut, et qui, tous les jours encore, en subissent les cruelles étreintes.

La *goutte* se rencontrait rarement chez les peuples qui, sobres, se livraient tous les jours et pendant toute la vie à des exercices du corps. Elle devint plus fréquente chez ceux qui, à l'exemple des Sybarites, passaient leur vie dans la mollesse, l'oisiveté et les voluptés ; aussi les affections goutteuses étaient excessivement communes vers la fin de la république de Rome, lorsque les mœurs se corrompirent.

Héréditaire et non *contagieuse* comme quelques auteurs l'ont prétendu à tort, cette maladie, même lorsqu'elle peut être héréditaire, ne se déclare pas chez les enfans, *Puer podagra non laborat*, a écrit Hippocrate. Elle se développe, dans l'âge mûr, de 25 à 30, à moins que les excès vénériens, *veneris usum*, ne lui fassent devancer cette époque ordinaire de son apparition.

La *goutte* est moins fréquente chez les femmes qui toutefois sont disposées à la contracter à certaines époques de leur vie et surtout lorsqu'elles se sont livrées à des habitudes de libertinage. Quoiqu'on n'ait jamais ou presque jamais observé chez elle la *goutte* articulaire compliquée de concrétions tophacées, elles sont sujettes à la *goutte vague*, la *goutte irrégulière*, celle qui se porte sur les organes importans de la vie et qui semble, chez elles, choisir de préférence la matrice comme le siége de ses désordres et de ses douleurs.

DÉFINITION.

Qu'est-ce que la *goutte* ? Est-ce une inflammation? une affection nerveuse? une maladie spécifique? Est-elle, comme la syphilis, due à la présence d'un virus particulier, ou le résultat d'un principe pernicieux qui a altéré la composition intime du sang? En attendant que ces questions importantes aient une solution convenablement justifiée, on peut définir la *goutte :* une maladie dont l'invasion est subite, intéressant plus particulièrement et le plus souvent les articulations, caractérisée par de l'inflammation, de la tuméfaction et une très vive douleur avec réaction fébrile, et suivie quelquefois de sécrétions tophacées ou crayeuses apparaissant dans les articulations qui sont le siége de la maladie.

AIGUE OU CHRONIQUE.

La *goutte* est *aiguë* ou *chronique*. Toutes les articulations peuvent en être le siége; on la remarque le plus souvent à celles du pied, du gros orteil surtout, à celles de la main, quelquefois, mais rarement, à d'autres. Pour la désigner suivant le siége qu'elle occupe, on se sert des noms de *podagra*, *chiragra*, *gonagra*, *sciatica* pour distinguer la *goutte* des pieds, des mains, des genoux et des hanches. Tous les organes de l'économie peuvent être également le siége de la *goutte*, mais elle ne s'y porte qu'après avoir quitté l'articulation qu'elle occupait préalablement.

GOUTTE AIGUE, — ACCÈS DE GOUTTE.

La maladie se déclare subitement, elle règne sous forme d'accès qui reviennent presque périodiquement. Tous les accès se ressemblent, à de très rares exceptions près.

C'est au printemps qu'ils débutent, à cette époque de l'année où l'homme dans la force de l'âge, subissant comme tous les êtres animés une heureuse influence du réveil de la nature, se sent renaître à une vie nouvelle : ses fonctions deviennent plus actives, et s'il a éprouvé quelques légers malaises vers l'estomac, quelques troubles dans les fonctions digestives, il attribue ces irrégularités aux jours sombres que le soleil du printemps a promptement dissipés. L'esprit est libre, l'appétit est bon, l'estomac est débarrassé des flatuosités qui l'encombraient, et l'homme que la *goutte* va saisir se couche et s'endort en rêvant aux plaisirs que la fortune et la santé lui promettent pour le lendemain. Mais hélas ! au milieu de la nuit, il est réveillé en sursaut presque, par une douleur siégeant plus fréquemment dans l'articulation du gros orteil. Comparée d'abord à une crampe, cette douleur devient de plus en plus vive et s'accompagne d'un malaise général, de frisson, de fièvre.

La douleur tend à augmenter, elle devient promptement intolérable, c'est une torsion, un déchirement, une brûlure, c'est un clou qu'on enfonce dans les tissus malades, ou plutôt c'est une souffrance qu'on ne peut comparer à aucune autre, tant elle est violente et profonde. Le pied ne peut supporter le poids de la couverture même la plus légère; il ne saurait trouver une bonne position, et c'est en vain que le malade cherche dans le sommeil l'oubli de ses douleurs que rien ne peut calmer.

La partie malade est légèrement tuméfiée, rouge et chaude, un gonflement œdemateux envahit peu à peu le dos du pied; il est plus considérable au-dessus de l'articulation qui est le principal siége du mal. Le matin, cependant, fatigué par l'agitation et les souffrances de la nuit, le malade s'endort pendant quelques instans, et quand il se réveille sa peau est humectée par une légère moiteur. Cet accès revient pendant quelques jours à un pied, passe à l'autre pour revenir quelquefois au premier, jusqu'à ce qu'à l'aide d'un traitement souvent très long, le malade ait recouvré l'usage de ses membres.

Le premier paroxysme dont la durée est de vingt-quatre à trente-six heures, est le plus remarquable par sa violence et la ténacité de la douleur. Les autres accès qui se réveillent presqu'à la même heure, sont marqués par les mêmes souffrances et la même marche, la rougeur et le gonflement augmentent, et ce n'est qu'après un moment de sommeil accompagné de moiteur, que le malade retrouve un peu d'allégement à ses souffrances. On le voit, il y a constamment, pendant le jour, rémission, et pendant la nuit, exacerbation de la douleur. Les alternatives ont une durée plus ou moins longue, la maladie diminue graduellement, la rougeur disparaît, il en est de même du gonflement, et le malade n'éprouve de la douleur que lorsqu'il fait exécuter quelques mouvemens à son pied, qui conserve un engorgement assez considérable et sur lequel il ne peut pas s'appuyer.

La *goutte* disparaît quelquefois sans qu'il soit possible d'expliquer sa terminaison; ce sont les cas les plus heureux; bien qu'elle ait été rangée dans la classe des inflammations, elle ne se termine jamais par suppuration; elle laisse quelquefois après elle des concrétions qui s'accumulent dans les articulations et constituent une complication fâcheuse, mais caractéristique de la *goutte*.

Ces désordres locaux n'existent pas seuls, ils sont accompagnés de symptômes généraux sur quelques-uns desquels quelques auteurs ont basé la théorie du traitement qu'ils avaient suivi. Le goutteux est triste, morose, colère, et ne dort pas ou très peu; la bouche pâteuse et la langue blanche sont sèches. Il y a inappétence, dégoût, le malade a des nausées, des vomissemens, et une constipation souvent opiniâtre. Il se fait vers l'estomac, les intestins, le foie et la rate, vers les organes chargés d'exécuter les fonctions de la digestion une concentration de chaleur qui absorbe toutes les autres fonctions. La peau est sèche et brûlante, les sécrétions sont ralenties, les urines sont rares et rouges; le sang circule lentement, le pouls est plein et dur. Tous ces symptômes disparaissent lorsque le mal diminue; la peau devient halitueuse, la transpiration insensible est augmentée; la sueur survient et ruisselle sur toute la surface de la peau, les urines coulent abondamment et le ventre redevient libre. Les circonstances sont importantes à noter, elles expliquent pourquoi les anti-phlogistiques ne triomphent jamais seuls de la *goutte*, et pourquoi à l'exemple de ***Sadamore***, il convient plutôt de faire usage de certains purgatifs possédant des propriétés spécifiques, pour combattre l'inflammation spécifique de la maladie.

On vient de lire la marche de la *goutte* sévissant sur l'articulation du gros orteil; sa marche est à peu près la même lorsqu'elle se déclare sur d'autres parties du pied, de la main et même sur les grandes articulations, ce qui est plus rare. En général, elle a d'autant plus de tendance à se porter vers les différentes parties qu'elles sont plus éloignés du centre.

Lorsque la *goutte* envahit les organes splanchniques, ce qui arrive quelquefois, elle est plus difficile à reconnaître, surtout lorsqu'elle n'est pas héréditaire, c'est ce qui rend compte de la difficulté qu'on éprouve à traiter convenablement certaines inflammations de la vessie, des intestins, des yeux, de l'encéphale, des poumons et des plèvres qui, après avoir mis les jours du malade en grand danger, se déplacent subitement et viennent occuper sur une articulation, où elles constituent une simple attaque de goutte.

GOUTTE CHRONIQUE.

L'état chronique succède à l'état aigu dont on vient de lire la description, mais la ligne de démarcation n'est pas assez tranchée pour qu'on puisse désigner le moment où l'un finit et où l'autre commence, c'est par suite de dégradations insensibles que l'état aigu cède la place à l'état chronique. On le remarque surtout chez ceux qui depuis de longues années ont été travaillés par la goutte. Les accès moins douloureux sont plus longs, la peau qui recouvre le siège de la *goutte* est pâle, il y a un gonflement assez considérable des parties environnant l'articulation. Comme dans la *goutte* aigüe, les plus grande douleurs surviennent pendant la nuit.

CONCRÉTIONS TOPHACÉES.

Indépendamment de l'influence que la *goutte* chronique exerce sur le moral des malades, sur les fonctions gastro-intestinales et les sécrétions, elle est accompagnée d'accidens remarquables : cette variété de la *goutte* change les rapports des articulations, déforme les membres par la présence d'un liquide visqueux qu'elle accumule dans le tissus cellulaire qui environne les articulations. Le fluide visqueux, lentement absorbé, laisse en disparaissant un dépôt de matières pâteuses, se durcissant avec le temps, et constituant des tumeurs souvent considérables nommées *tophus*, *concrétions tophacées*, etc., etc. Cette matière crayeuse est et ressemble beaucoup à du plâtre dont elle a la couleur et la friabilité (1).

La présence de ces concrétions dans les articulations, explique les accidens qui doivent encore accompagner la *goutte* chronique, tels que la rigidité des muscles, le gonflement des ligamens des capsules articulaires, des tendons, l'œdème, etc., etc. Tout le monde a rencontré de malheureux goutteux dont les pieds et les mains, déformés, ne pouvaient exécuter aucun mouvement, et pour qui a été fait cet adage :

(1) On connaît l'histoire de ces deux célèbres goutteux *Acragas* et *Babylas* à qui, après leur mort, on eût pu élever un tombeau avec le plâtre sorti pendant leur vie de leurs mains, de leurs pieds et de toutes les parties de leur corps.

il faut manger, ils n'ont pas de mains; marcher, ils n'ont pas de pieds : ils n'ont des pieds et des mains que pour souffrir. Cette espèce de *goutte*, dont quelques auteurs ont fait une variété, a été désignée par eux sous le nom de *goutte fixe*.

Certaines tumeurs blanches, qui apparaissent au genou, au coude, au poignet, à l'articulation de la jambe et du pied, doivent être rattachées à cette espèce de *goutte*. Les antécédens du malade, les urines sédimenteuses et briquetées, les crampes, les hémorrhoïdes et la gravelle s'ils y sont sujets, le retour périodique des douleurs qu'augmentent les mouvemens spasmodiques de flexion du membre affecté, aident à la distinguer des affections lymphatiques.

GOUTTE RÉTROCÉDÉE, REMONTÉE, RÉPERCUTÉE.

Quel que soit l'état sous lequel la *goutte* se présente, aiguë ou chronique, elle a, chez certains individus, une tendance à quitter le lieu qu'elle a occupé primitivement pour se porter sur un organe interne. Plusieurs causes président à ce déplacement : les causes morales d'abord, puis l'action du froid humide, la surcharge de l'estomac provoquée soit par un repas copieux, soit par une nourriture même légère mais prise sans être motivée par la faim.

C'est la *goutte rétrocédée, remontée, répercutée* des auteurs; elle peut se porter sur tous les organes, mais alors elle présente des différences qui sont relatives à l'organe affecté. Cette maladie peut être primitive ou secondaire, dans l'un et l'autre cas elle présente les intermittences ou retours d'accès qui la caractérisent.

Cette facilité que la *goutte* possède de se déplacer pour se porter sur les organes internes, de s'y déclarer d'emblée, et d'y présenter les phénomènes de douleur, de durée et de marche qui constituent la maladie, la caractérisent, est aujourd'hui bien constatée. Les organes qu'elle envahit ainsi ont une physionomie spéciale, un mode particulier d'exprimer la présence de la maladie, et c'est en vain que l'on combat leur inflammation par les anti-phlogistiques ordinaires; on est obligé de mettre en usage des moyens spéciaux.

Ces maladies forment une classe que les anciens avaient déjà observée, et dite des *maladies goutteuses*. Ils arrivaient à diagnostiquer cette maladie par l'étude des circonstances commémoratives relatives aux parens de l'individu, à sa constitution, à ses habitudes, à la nature du sédiment de ses urines, enfin en tenant compte aussi de la marche et de la durée de la maladie, et de l'existence, avant ou pendant la maladie, d'une attaque de *goutte*. Et s'il y a quelque exagération dans le nombre des formes sous lesquelles peut se déclarer l'affection goutteuses, on doit reconnaître, avec Stoll et quelques praticiens modernes, qu'il est beaucoup de maladies qui ne cèdent qu'à un traitement anti-goutteux.

Tous les jours les médecins rencontrent, dans leur clientèle, des malades, fils de goutteux ou goutteux eux-mêmes, quoique n'ayant pas eu d'attaques de *goutte* depuis longtemps, accuser des malaises quelquefois très graves fixés sur l'estomac, les intestins, le foie, le diaphragme, le cerveau, les yeux, la matrice, etc., etc..., et c'est en interrogeant le malade, qui souvent ne pense pas à parler de ces malaises continuels, que l'on arrive à soupçonner la véritable nature de la maladie qui, jusqu'à ce moment, a résisté aux moyens anti-phlogistiques employés seuls. L'élément goutteux complique assez souvent les maladies inflammatoires aiguës ou chroniques et leur imprime une très grande gravité, c'est ce qui a fait dire à Murgrave : *on est malade de la goutte articulaire, on meurt de la goutte anormale, vague, irrégulière*, celle dont nous venons d'exposer quelques manières d'être. On sait que le roi de Prusse, le grand Frédéric, est mort d'un hydrothorax goutteux. On entend dire souvent : M. un tel est mort de la *goutte* qui s'est fixée sur le cœur, etc., etc.

NATURE DE LA GOUTTE.

CAUSES DE LA GOUTTE. — CAUSES PRÉDISPOSANTES. CAUSES DÉTERMINANTES, — DU RHUMATISME.

La *goutte* est toujours une et identique. Quel que soit son siége, sa forme, son aspect, ses symptômes apparens et sa marche, c'est une maladie *sui generis* d'une nature essentiellement spécifique.

La *goutte aiguë* est le type dont se rapprochent les autres variétés décrites sous les nom de *goutte* chronique, vague, irrégulière, remontée. Elle est le résultat de la combinaison de deux élémens morbides : l'un inflammatoire, exerçant le plus souvent son action sur les tissus fibreux, l'autre, non moins pernicieux, n'est appréciable que par l'action délétère qu'il exerce sur le sang, ce liquide qui distribu la vie aux organes, et auquel il fait subir une altération particulière. Cette altération qui ne se rencontre que dans cette maladie, et qui pourrait à la rigueur en être considérée comme le signe pathognomonique, consiste dans la présence de l'acide urique dans toutes les excrétions, sueurs et urines, et dont l'excédant se combinant avec la chaux vient se déposer souvent dans l'articulation malade ou dans les tissus environnant cette même articulation malade.

D'un autre côté, on peut admettre que la *goutte*, avant de se fixer sur la partie où les douleurs qui l'accompagnent font reconnaître sa présence, existe déjà à l'état latent, si l'on peut s'exprimer ainsi. En observant avec soin l'appareil digestif avant et pendant l'accès, on y reconnaîtra un trouble bien manifeste dans les fonctions assimilatrices dont il est chargé; cette perturbation est, à mon avis, la cause la plus directe du développement de la *goutte* à l'extérieur, et fait de l'estomac et des intestins le véritable et primitif siége de la maladie.

CAUSES DE LA GOUTTE.

L'énumération des causes comprendra deux ordres bien distincts, celles qui tiennent à la constitution de l'individu, ou causes prédisposantes, et celles, dites déterminantes, qui agissent par l'entremise de l'appareil digestif.

CAUSES PRÉDISPOSANTES.

L'hérédité est la principale ou plutôt la seule cause prédisposante de la *goutte*. Quelques médecins ont nié cette cause, en citant des fils de goutteux n'ayant jamais eu la *goutte*, mais ils auraient dû tenir compte du genre de vie, des habitudes renouvelées et autres précautions prises, toutes conditions qui modifient singulièrement l'aptitude à contracter cette maladie. Cullen et Barthez affirment qu'un corps plein et robuste, une grosse tête, de gros os et une peau épaisse constituent une prédisposition goutteuse. A ces caractères physiques, on a ajouté des phénomènes moraux et intellectuels qui ont fait admettre une constitution goutteuse, un tempérament goutteux. Les raisons qu'ont données les auteurs ne suffisent pas pour faire admettre ces causes prédisposantes, il est raisonnable de n'en admettre qu'une seule, c'est l'hérédité.

CAUSES DÉTERMINANTES.

En admettant l'individu placé dans les conditions d'âge, de sexe, de saison que nous avons reconnues comme favorables à cette maladie, il faut placer au nombre des causes déterminantes toutes celles qui troublent les fonctions digestives, et qui agissent *directement* sur l'estomac ou indirectement en troublant des fonctions qui, à leur tour, pervertissent celles de l'appareil digestif, comme les causes dont l'action s'exerce sur la peau, sur le cerveau. La mélancolie, la suppression des évacuations habituelles, l'abus des liqueurs, l'oisiveté, le vin, l'excès des plaisirs de l'amour, les veilles, les chagrins, les vives affections de l'âme, les suppressions de transpiration, les érysipèles, le scorbut, etc., etc.

M. Andral admet que la véritable cause de la *goutte*, en dehors de l'hérédité, est une nourriture trop succulente qui fournit plus de matériaux nutritifs que le travail de décomposition ne peut en enlever. Cet excès de matériaux nutritifs ne pouvant plus se perdre par les voies naturelles d'excrétion, la sueur et les urines étant devenues insuffisantes, est transporté sur les tissus fibreux articulaires, dont il accroît la nutrition et la sensibilité, et finit par s'y déposer à leur surface sous forme de concrétions topbacées composées d'acide urique et d'une matière animale. C'est suivant M. Andral ce qui explique comment la *goutte* n'attaque en général que les gens riches qui sont habitués à une nourriture succulente. Un auteur moderne a ingénieusement résumé cette cause de la *goutte* par la formule suivante :

C'est un excédant de la recette sur la dépense.

DU RHUMATISME.

Le *rhumatisme*, caractérisé, comme la *goutte*, par une invasion spontanée, la douleur violente qu'il détermine, le gonflement de la partie qu'il envahit, et la faculté qu'il a de se déplacer subitement pour se porter avec tout son cortége de souffrances sur une articulation ou sur un organe naguère en parfaite santé, se divise comme la *goutte* en *aigu, chronique*, *remonté* et *larvé*. Seulement il semble choisir de préférence les grandes articulations, où il est quelquefois suivi d'engorgemens qui se dissipent à la longue, mais qui ne présentent jamais ces concrétions tophacées, caractère essentiellement réservé à la *goutte*. Il se déclare aussi sur le système nerveux.

Un accès de *rhumatisme* ne tarde pas à être suivi d'autres accès, et pendant toute sa vie on conserve une disposition d'autant plus grande à subir des douleurs rhumatismales, que l'on en a déjà plusieurs fois éprouvé des atteintes. Le *rhumatisme*, comme la *goutte*, est passé dans les habitudes maladives de certaines personnes; on dit journellement : M. un tel souffre de *son rhumatisme* ou de *sa goutte*.

Le *rhumatisme larvé* est excessivement fréquent; il n'existe pas de tissu, pas d'organe ou de partie d'organe qu'il ne puisse affecter; de là ces douleurs sourdes et opiniâtres qui sont suivies de la perturbation dans les fonctions de certains appareils d'organes essentiels de la vie.

Les maladies auxquelles on doit reconnaître une nature rhumatismale sont nombreuses. Indépendamment de la *sciatique*, des *névralgies*, des cas où il est possible de constater le *rhumatisme* viscéral primitif, le *rhumatisme larvé* proprement dit existe toutes les fois que l'on observe des douleurs internes ordinairement très vives, non accompagnées de phénomènes généraux et survenant à une époque plus ou moins éloignée de la disparition du rhumatisme extérieur antécédent.

L'œsophage, l'estomac, les intestins et les organes des voies urinaires peuvent être le siége du *rhumatisme rétrocédé*; il en est de même du cœur, du diaphragme, de la matrice et de quelques parties du système nerveux. Certaines maladies classées dans les névroses, l'angine de poitrine, la cardialgie, l'asthme, sont, dans la plus grande majorité des cas, dues à l'existence de l'élément rhumatismal. Chez les femmes on rencontre fréquemment des gastralgies et des névroses de la matrice, combattues inutilement et par des moyens longs et ennuyeux, guérir promptement lorsqu'en l'absence de phénomènes généraux, et aidé de la connaissance des antécédens, on préjuge une affection rhumatismale.

La *goutte* et le *rhumatisme* sont deux variétés de la même maladie d'une nature *sui generis*, qui est héréditaire et peut aussi être acquise. L'une ou l'autre forme se déclare suivant les milieux où elle est appelée à se développer; c'est une inflammation spécifique à la formation de laquelle concourent deux principes ou élémens: l'un inflammatoire, agissant le plus ordinairement sur les tissus fibreux, et l'autre pernicieux, exerçant son influence sur le sang, qu'il altère dans sa composition intime.

L'âge, le sexe, le tempérament, les habitudes, les conditions au milieu desquelles on vit, modifient, sans toutefois les annihiler, ces deux principes morbides, et font quelquefois prédominer l'un ou l'autre: ainsi le malade est affecté soit du *rhumatisme*, soit de la *goutte*, suivant qu'il se trouve placé dans des conditions favorables au développement de l'un des deux principes. Lorsque l'élément inflammatoire prédomine, le *rhumatisme* se déclare; la *goutte* est déterminée par la prédominance de l'élément pernicieux. Lorsque les deux principes agissent avec la même intensité d'action, il y a *rhumatisme goutteux*.

C'est ici le lieu de rappeler la lettre que j'adressai à l'Académie impériale de médecine à une époque où la discussion ouverte dans le sein de cette savante Compagnie, sur le traitement du *rhumatisme*, en appelait à l'expérience et aux travaux de tous les praticiens.

Monsieur le Président,

La discussion que l'Académie nationale de médecine de Paris a soulevée parmi les savans praticiens qui la composent, sur l'importante question du *traitement du rhumatisme articulaire aigu*, me fait espérer que vous voudrez bien me permettre de vous adresser, en attendant mieux, une note très succincte rédigée à la hâte, au sujet de la thérapeutique que j'ai adoptée pour combattre cette maladie si fréquente parmi notre population lyonnaise.

J'ai employé, suivant les idées de tel auteur dont la presse publiant les succès préconisait la méthode, tantôt la saignée coup sur coup, tantôt les purgatifs, tantôt le nitrate de potasse, tantôt le sulfate de quinine. Ces moyens me réussissaient quelquefois, mais ils échouaient le plus souvent, et les rhumatismes articulaires aigus passaient à l'état chronique, c'est à dire à un état presqu'interminable, surtout sous certaines conditions atmosphériques, telles que nous les subissons à Lyon.

J'avais remarqué cependant, que chez ceux où le *tartre stibié*, par exemple, donné à haute dose, n'étant pas toléré par l'estomac, donnait lieu à d'abondans vomissemens et à de fréquentes selles, la guérison arrivait plus prompte et plus durable; chaque fois aussi que je voyais la langue saburrale, recouverte d'un enduit jaunâtre et que le malade avait une constipation habituelle, j'administrais le tartre stibié à haute dose, jusqu'à ce qu'il fût toléré, je le remplaçais alors par les préparations de colchique. Les malades guérissaient promptement et sans rechute. Peu à peu je ne me suis plus inquiété de l'état des premières voies, et au milieu des symptômes d'une réaction fébrile, j'ai prescrit les purgatifs à l'exclusion presque des autres moyens; seulement j'avais soin d'en fractionner les doses et de les établir suivant la sensibilité de l'estomac. Depuis lors, c'est à dire depuis une dizaine d'années, je traite les rhumatismes articulaires aigus principalement par les préparations de *Colchique*.

On a fait, après l'avoir tant vanté, au colchique et à ses préparations, des reproches qui me paraissent quelque peu exagérés : je suis arrivé à considérer ce médicament, lorsqu'il est rationnellement employé, comme le purgatif spécifique en quelque sorte du *rhumatisme* articulaire aigu aussi bien que le mercure est le spécifique de l'affection vénérienne. Je crois toutefois que si je n'ai pas rencontré les accidens qu'on lui reproche, je dois l'attribuer à la manière dont je l'emploie, peut-être aussi à l'habitude que j'ai prise de lui associer, d'une manière très prononcée, soit du *sulfate de quinine*, soit *l'extrait thébaïque*.

Je me sers de l'extrait des semences de colchique préalablement traitées par l'acide acétique; l'extrait ainsi obtenu est plus actif. Je n'ai jamais eu à combattre les accidens qui sont attribués à l'action de la *vératrine* et qui consistent, dit-on, en une vive chaleur de l'estomac, accompagnée de réactions violentes et énergiques vers le cerveau.

Associé au sulfate de quinine ou à l'extrait thébaïque, l'extrait acétique de semences de colchique est donné sous forme pilulaire, et chaque pilule est ainsi composée :

Ext. acét. de sem. de Colchique	0,05
Sulfate de quinine	0,10
ou Ext. Thébaïque	0,01

J'augmente graduellement le nombre de ces pilules, jusqu'à procurer une superpurgation abondante, lequel effet s'obtient avec de légères coliques seulement. L'action de cette médication est aidée d'applications tantôt émollientes, tantôt narcotiques, tantôt résolutives. Les observations que j'ai recueillies sont fort nombreuses déjà, et je compte les publier avec les détails les plus circonstanciés. J'aurai l'honneur, Monsieur le Président, si vous voulez bien m'y autoriser, de vous les adresser, et je m'estimerai heureux de les soumettre à la haute appréciation de la savante compagnie dont vous dirigez les travaux, en attendant, veuillez me permettre, avant de terminer cette lettre dont je vous prie d'excuser la longueur, de vous donner les conclusions de mon travail :

1° Les purgatifs, qu'ils soient ou non indiqués par l'état saburral de la langue, réussissent le plus souvent dans le *rhumatisme* articulaire aigu.

2° Les préparations de colchique ou l'extrait acétique des semences de colchique, associées au sulfate de quinine, lorsqu'ils sont sagement employés, constituent en quelque sorte le médicament spécifique du *rhumatisme* articulaire aigu.

3° Le *rhumatisme* articulaire aigu guérit alors promptement et n'est suivi d'aucun des graves accidens dont se complique quelquefois sa convalescence.

4° Par extension, et reconnaissant dans la *goutte* une grande analogie avec le *rhumatisme* articulaire aigu, je me suis très bien trouvé dans le traitement de cette maladie de l'emploi de ces mêmes préparations de colchique.

Lyon, 1849.

TRAITEMENT DE LA GOUTTE.

CURATIF ET PRÉSERVATIF; CURATIF EXTERNE; CURATIF INTERNE.

TRAITEMENT DE LA GOUTTE.

Il en est de la *goutte* comme de toutes les autres maladies dont il faut avoir préalablement établi les causes, le siége et la nature, car c'est seulement d'après les indications que fournit cette étude que l'on peut arrêter rationnellement le traitement. C'est donc ainsi que j'ai cru devoir procéder, pour arriver au chapitre important du traitement de la *goutte*.

Il est curatif ou préservatif.

TRAITEMENT CURATIF.

Le traitement curatif de la *goutte* est externe et interne. La combinaison de ces deux modes de médication est indispensable pour guérir cette maladie (1).

(1) Le traitement n'est efficace qu'autant qu'il est *externe* et *interne*. En effet, la *goutte* doit être assimilée aux autres maladies entretenues par la présence dans l'économie d'un *vice* ou élément maladif. Dans le traitement des *dartres* ou de l'affection *vénérienne*, par exemple, il n'est jamais venu à la pensée d'aucun médecin de se borner à une médication externe. L'application seule et quelque longtemps continuée soit-elle, de pommades ou autres topiques, ne saurait guérir soit un chancre, soit une dartre, si on n'aidait pas

La médication externe se fait à l'aide de remèdes appliqués directement sur les parties affectées. Mais l'inflammation qui accompagne la *goutte* étant d'une nature spécifique, il n'est pas étonnant que les moyens anti-phlogistiques externes employés seuls et érigés en méthode curative de la *goutte*, tels que les sangsues et les ventouses scarifiées, conseillées par Paulmier et Bauer, les cautères, le séton et même le feu recommandé par les Chinois dans l'état chronique, n'aient compté pour ainsi dire aucune guérison.

J'ai renoncé à conseiller l'emploi de ce traitement, moyens auxquels on a attribué des guérisons obtenues toujours à la longue et aux dépens des forces des malades.

TRAITEMENT EXTERNE OU LOCAL.

Mon traitement est très simple, il se résume en quelques frictions faites doucement et pendant 12 à 15 minutes, à l'aide de la main nue qui étend légèrement la grosseur à peu près d'une amande d'une pommade essentiellement sédative (1). Après chaque friction que, pendant l'état aigu, on renouvelle deux ou trois fois par jour, on recouvre le pied d'un cataplasme très chaud et très épais de farine de lin et de poudre de belladone.

Sous l'influence de ces frictions et de l'absorption de la pommade, la tuméfaction et la douleur ne tar-

leur action par l'usage de moyens thérapeutiques pris à l'intérieur et destinés, par leur absorption, à combattre ou détruire le vice dartreux ou syphilitique dont la présence entretient la maladie. Je devais faire cette observation pour faire comprendre une fois pour toutes à ceux qui me demandent ou me font demander si mon traitement est *externe* ou *interne*, qu'un traitement de la *goutte* n'est complet et efficace qu'à la condition d'être le résultat d'une médication externe et interne rationnellement combinée

(1) *Baume sédatif* ou *anti-goutteux* préparé selon la formule que j'ai confiée à M. Ch. Favrot, pharmacien, rue de Richelieu, 102.

dent pas à disparaître pour ne laisser qu'une légère rougeur et un peu de raideur dans l'articulation mais qui se dissipe bientôt.

TRAITEMENT INTERNE.

Le traitement interne est la partie la plus importante de la thérapeutique de cette maladie; que de moyens ont été préconisés, puis abandonnés pour faire place à d'autres. Je ferai grâce au lecteur de la série de remèdes auxquels leurs auteurs ou leurs propagateurs ont donné leur nom. Quelques-uns ont réussi, mais ils ont eu, à mon avis, un grand tort, c'est d'être présentés comme la panacée de la *goutte*, quels que soient son siége, ses causes, son ancienneté et la constitution, l'âge et le sexe des personnes affectées de cette maladie. Toutes ces circonstances doivent être soigneusement prises en considération, et ce n'est qu'après en avoir tenu compte et avoir combattu par des moyens appropriés les indications qu'elles présentent, après avoir rétabli les fonctions des organes, qui peuvent être considérés comme le point de départ de la maladie, qu'il convient de lutter contre l'élément constitutif de la *goutte*. La maladie étant alors réduite à son principe, on comprend l'utilité d'un spécifique destiné à neutraliser son action, et à l'éliminer de l'économie. Aussi, examinant l'état dans lequel se trouvent les voies digestives, je débute par un purgatif approprié à la constitution et à l'âge du sujet, et que je dose suivant le degré d'ancienneté de la maladie. Je fais habituellement usage soit d'une pilule (1) que je renouvelle suivant le besoin, soit d'une teinture alcoolique de scammonée, de jalap, etc., adoucie avec le sirop de groseille ou le sirop d'orange, ou aromatisée avec l'eau de *laurier-cerise*.

(1)
Extr. alcoolique de coloquinte.
Extr. acétique de colchique . } de chaque. . 0,10
Extr. aqueux de gratiole . .

Pour une pilule.

La formule de ces pilules m'a été donnée et est employée et conseillée (1) par mon père, le Dr Levrat aîné, ancien médecin des hôpitaux de Lyon, et actuellement l'un des praticiens les plus renommés de Bruxelles. Pendant sa carrière médicale honorablement commencée et parcourue depuis près de quarante ans, il a obtenu, à l'aide de ces pilules, les plus heureux résultats dans le traitement de la GOUTTE, du RHUMATISME, etc., etc.

Dès le lendemain je prescris l'usage d'un vin, dit *vin anti-goutteux* (2), à la dose d'une ou deux cuillerées à bouche, pur ou dans une tasse d'infusion de feuilles d'oranger. Quelquefois, lorsqu'il y a des exacerbations le soir, je me suis bien trouvé des pilules de sulfate de quinine uni à l'extrait thébaïque.

Les boissons sont facultatives, indépendamment de l'eau de Vichy que je prescris à la dose de deux verres chaque matin, je ne conseille que celles qui plaisent au malade, et seulement lorsqu'il est altéré. Les boissons, prises en quantité et en temps inopportun, fatiguent l'estomac, le surchargent, et empêchent la digestion.

Ce traitement est le même pour le *rhumatisme* et pour la *goutte chronique*, l'élément pernicieux, dans cette dernière surtout, est le même, seulement il a exercé plus longtemps son action sur les organes ou appareils d'organes dont il a ralenti les fonctions, et sur lesquels il a facilité le développement d'accidens, tels que des tumeurs albumino-gélatine qui doivent être quelquefois vidées.

Ils convient alors d'insister sur l'emploi, renouvelé tous les 6 ou 8 jours, du mélange purgatif, sur

(1) *Nouvelle Méthode pour prévenir et guérir la* GOUTTE, *le* RHUMATISME, etc., par le docteur LEVRAT aîné, ancien doyen et médecin de l'Hôtel-Dieu de Lyon, etc.; brochure in-8°. — PARIS et BRUXELLES, 1850 et 1852.

(2) *Vin anti-goutteux* préparé selon ma formule par M. Ch. Favrot, pharmacien.

l'usage persévérant du vin anti-goutteux, les frictions et les cataplasmes.

TRAITEMENT PRÉSERVATIF OU HYGIÉNIQUE.

Il ne s'agit pas seulement de guérir une maladie, il faut encore en empêcher le retour, surtout lorsque cette maladie est, comme la *goutte*, caractérisée par des retours presque périodiques.

L'hygiène fournit aux médecins les meilleurs moyens pour consolider la guérison de la *goutte*, d'en éloigner les accès, de préserver même de son retour. Quant à ceux qui, par l'hérédité, ont reçu en en naissant le germe de la maladie, ils devraient de bonne heure se soumettre aux préceptes d'une bonne hygiène. Mais, comme avant qu'elle ne soit développée rien n'indique la présence de la *goutte*, à moins que l'on n'adopte avec Barthez la constitution goutteuse, comme la santé générale de l'enfant fils ou petit-fils de goutteux n'est nullement altérée, comme les maladies qui se développent pendant l'enfance et jusqu'à l'âge mûr, ne présentent aucun caractère qui puisse faire soupçonner l'existence ou l'invasion de cette maladie, il est bien difficile, j'en conviens, d'amener à faire comprendre la nécessité du traitement préventif d'une maladie dont on ne ressent nulle atteinte, et à laquelle on croit pouvoir toujours échapper.

HYGIÈNE DES GOUTTEUX.

L'hygiène est une branche de la science médicale qui apprend à l'homme à conserver sa santé, à prévenir et à guérir ses maladies. C'est à l'aide de cette science employée avec persévérance que l'on peut espérer l'amélioration de toutes les classes de la Société, car elle embrasse tout ce qui a de l'influence sur l'homme, elle enseigne la tempérance et le calme des passions.

A tous les titres, l'hygiène doit être soigneusement étudiée et observée par les goutteux, car nous le savons tous, et nous l'avons vu dans les pages précédentes, la *goutte*, son invasion, sa durée, ses retours résultent incontestablement de l'oubli des lois hygiéniques; l'inobservation de ces mêmes lois peut devenir une cause déterminante de la maladie, augmenter son intensité, ses retours, et rendre la guérison, sinon impossible, du moins très tardive et très incomplète; tandis que, bien observés et bien dirigés, les moyens hygiéniques peuvent rendre supportable la douleur, l'améliorer et souvent la faire disparaître tout à fait. Nous allons donc examiner avec quelques détails, quelle doit être l'hygiène des goutteux, en nous rappelant que dans l'énumération des causes déterminantes de la *goutte* nous avons constaté l'action des *choses extérieures*, des *écarts de régime* ou de l'intempérance, et celle des *influences morales;* nous diviserons ce chapitre en trois paragraphes principaux qui auront trait chacun à l'un de ces trois groupes.

INFLUENCE SUR L'HOMME DES CHOSES EXTÉRIEURES.

AIR, SAISONS, CLIMATS, HABITATIONS, BAINS, FRICTIONS, HABILLEMENS.

Le froid et l'humidité, bien qu'ils ne puissent être considérés comme causes occasionnelles de la *goutte*, peuvent déterminer les accès de cette maladie ; aussi est-elle plus fréquente dans les pays froids et dans les saisons froides et humides surtout ; et si elle se déclare dans toutes les saisons et sous toutes les températures, c'est avec une intensité différente. Aussi Murgrave a-t-il dit : L'accès d'automne est le plus cruel, celui de printemps le plus à désirer, celui d'hiver plus dangereux, celui de l'été léger. Le goutteux doit donc s'entourer d'une température modérée, douce et égale, et se soustraire aux variations brusques d'une atmosphère humide, et pour son habitation il préférera une exposition au midi. Ces conditions de température douce et égale au milieu de laquelle le malade doit essayer de vivre, doivent se trouver dans son état de sommeil comme de veille. Son lit, un peu moelleux, sera placé dans une chambre chaude et bien exposée.

C'est par leur action sur la peau autant que sur les voies aériennes, que le froid et l'humidité sont fatales à celui qui vit sous l'influence de la *goutte*. Aussi, une des lois hygiéniques consiste-t-elle à maintenir régulières les fonctions de cette grande surface, d'en aider les fonctions et de les rétablir lorsqu'elles viennent à se suspendre. Les vêtemens doivent avoir le double but, et de défendre le corps contre le froid, en le préservant des impressions atmosphériques, et de maintenir sur le système cutané une température à peu près égale ; pour cela on emploie des vêtemens secs, doux et légers, garnis d'ouate ou de fourrures;

parmi les vêtemens de laine, la flanelle surtout a des avantages incontestés, *il y a dans ce vêtement des qualités divines*, dit Schakespeare. Tout le monde connaît les propriétés calorifiantes, et absorbantes en même temps, de la flanelle, je ne saurais donc trop en conseiller l'usage aux goutteux, qui devront s'en couvrir en tout temps, été comme hiver; c'est un préservatif contre les brusques changemens de température qui surviennent souvent pendant les plus belles journées de l'été.

Si toutes les parties du corps doivent être protégées contre le froid, il en est quelques-unes qui doivent attirer plus particulièrement l'attention, je veux parler des pieds; leur refroidissement supprime la transpiration abondante dont il sont le siége, et cette suppression fatale à tout le monde l'est bien davantage lorsqu'elle a lieu chez un homme habituellement goutteux. Dans ce cas, les pieds seront enveloppés de laine et renfermés dans une chaussure souple, large et imperméable.

Les peuples anciens avaient bien compris toute l'importance des moyens destinés à donner à la peau sa souplesse, son énergie, sa propriété perspiratoire, à ramener la circulation capillaire, et à entretenir à la périphérie du corps les mouvemens excentriques favorables à la santé et à la régularité des fonctions. Ces moyens étaient les *frictions*, les *bains* et l'*exercice*. Les goutteux peuvent retirer de très grands avantages de l'emploi de ces moyens que nous allons examiner.

Des frictions. — Elles sont sèches ou onctueuses. Les premières se pratiquent avec une brosse plus ou moins douce, suivant le degré de sensibilité de la peau, ou avec un morceau de flanelle; on les continuera jusqu'à provoquer un peu de rougeur. Elles doivent se pratiquer rapidement sur les épaules, les bras, les reins, les jambes et le long de l'épine dorsale; elles conviennent aux personnes lymphatiques et affaiblies dont la peau est sèche et infiltrée de sérosité.

Les secondes prennent le nom *d'onctions*, elles étaient en grand usage chez les Romains, qui leur attribuaient la vertu de prolonger la vie, et qui s'y soumettaient avant ou après les exercices auxquels ils allaient se livrer. Les frictions onctueuses, faites avec des médicamens spéciaux, sont très utiles dans le traitement de la *goutte* déclarée, comme les frictions sèches sont recommandées pour éloigner et éviter un accès.

Le *massage* est une opération qui donne au système musculaire de la souplesse et diminue la raideur des membres, mais les goutteux doivent en faire peu usage parce que, pratiqué par des mains inintelligentes il exerce une fâcheuse influence sur le cerveau et la moelle épinière, et provoque la maladie pour laquelle, ils l'emploient.

L'influence hygiénique de l'exercice doit être étudiée en même temps que celle de tous les moyens externes qui agissent en provoquant la souplesse des membres et des articulations, et la transpiration. Lafontaine l'a dit et tout le monde depuis lui l'a répété.

.... Goutte bien tracassée
Est à moitié passée.

On ne saurait donc trop recommander aux goutteux un exercice quotidien et régulier, s'arrêtant à la fatigue. Il faut que les goutteux s'imposent tous les jours un certain trajet à parcourir à pied surtout; et il verront, dans un délai très court, leur santé s'améliorer, leurs pieds se déraidir, l'engorgement et la douleur disparaître.

Bain. — Comme tous les moyens qui assouplissent la peau et provoquent la transpiration, le bain est utile au goutteux, il repose en outre ses membres fatigués, et le dispose au sommeil; mais il faut qu'il ait une chaleur de 20 à 26 degrés, et que le malade s'entoure, au sortir du bain, de toutes les précautions nécessaires pour ne pas prendre froid. Autant que possible, il convient de se mettre immédiatement après dans un lit préalablement chauffé, car le bain rend plus sensible au froid, et la peau est plus impressionnable.

DU RÉGIME, DE SES ÉCARTS ET DE L'INTEMPÉRANCE.

Il est incontestable que, si malgré l'opinion de certains médecins, la gourmandise n'est pas la cause occasionnelle de la *goutte* ; la bonne chère, les excès de table, une alimentation trop substantielle contribuent puissamment à la développer. Que le goutteux consente à suivre le régime que l'hygiène lui indiquera, et il verra les paroxysmes diminuer, et de fréquence et d'intensité. Le régime ne sera que régulier et non sévère pendant l'état aigu de l'accès, puis on en vient à des alimens plus substantiels, que l'on augmente ensuite graduellement de jour en jour.

On aura soin, dans la prescription du régime à un goutteux, de tenir compte des conditions au milieu desquelles il a vécu, afin de n'avoir pas à soustraire à ses habitudes de sobriété, l'homme qui a toujours modestement vécu sans excès, de viandes et de légumes, et qui trouve les causes de sa *goutte*, dans l'hérédité par exemple ou dans le passage d'une vie active à une vie calme. En un mot, le régime n'a rien de sévère ni d'absolu, il doit être subordonné à la nature des causes de cette affection et aux habitudes que l'estomac a de recevoir une alimentation plus ou moins substantielle. Le grand précepte est de manger pour vivre et de sortir de table avec encore un peu d'appétit. Hippocrate dit que les goutteux doivent se retrancher une partie des alimens qu'ils ont coutume de prendre.

On doit éviter de tomber dans un excès, en recommandant exclusivement ou le régime animal ou le régime végétal, il faut user de tous les deux, et c'est au médecin qu'il appartient d'étudier son malade et de lui tracer le régime qui est le plus approprié à se besoins et aux facultés digestives de son estomac, ca si le régime végétal convient à l'homme fort, pléthorique, le régime animal est nécessaire à celui qui, faible et maigre, a un sang appauvri et a perdu son énergie vitale. Il en est de même de l'époque de la maladie à laquelle on est appelé à donner des soins à un goutteux, il faut, dans l'intervalle des accès, relever les forces épuisées par de longues souffrances, à l'aide d'un régime aussi nutritif que le permet l'état des organes digestifs.

On doit soigneusement tenir compte de la constitution des individus, et établir leur alimentation suivant qu'ils sont lymphatiques, scrofuleux, rachitiques, forts et vigoureux, suivant leur âge, suivant aussi les modifications qu'un régime suivi déjà depuis longtemps imprime au goutteux.

On voit qu'il n'est pas plus facile pour la *goutte* que pour beaucoup d'autres maladies, d'établir sur des règles bien précises et invariables le régime que tout médecin modifiera suivant l'étude qu'il aura faite de son malade. Cependant on peut arrêter les généralités suivantes :

Le goutteux doit se préoccuper de sa digestion, il faut qu'il travaille à la régulariser, et pour cela il devra manger peu, et faire des repas à heure fixe. Son alimentation se composera de mets qu'il a l'habitude de digérer, et qui, pris en petite quantité, nourrissent sans surcharger son estomac.

Il choisira : les viandes faites, comme le bœuf, le mouton, la volaille et le veau dans certaines localités; les jeunes viandes se digèrent difficilement, ainsi que les viandes noires et serrées, telles que le lièvre, le chevreuil et en général le gibier. Les viandes seront bouillies, ou mieux, rôties à l'anglaise.

Le lait est un bon aliment, ainsi que quelques poissons, tels que la sole, les huîtres, la morue, la carpe, etc....

Les végétaux fournissent aux goutteux une bonne et

utile alimentation, parmi ceux-là les fruits, bien mûrs, le raisin, la pêche, la poire, les fraises qui avaient guéri Linné, les framboises, les fruits acidulés, qui perdent leur acidité par la cuisson, conviennent dans cet état; il faut repousser les fruits astringens comme le coing et les nèfles, et ceux qui sont lourds et indigestes comme les noix et noisettes.

Les légumes conviennent presque tous, ainsi que les farineux, tels que haricots, pois et pommes de terre. Un auteur moderne, M. le docteur Roque, dans son *Traité des plantes alimentaires*, s'exprime ainsi au sujet des épinards : « Les hommes emportés, irascibles, violens, impatiens, hargneux, d'un caractèree difficile, doivent admettre dans leur régime alimentaire des plantes oléracées d'une nature douce, relâchante : le laitage, les fruits succulens, sucrés ou légèrement acides. On ne saurait croire combien le régime influe sur nos passions, nos penchans, notre caractère. Quelques cuillerées d'épinards vous rendent plus bienveillant, plus doux, plus aimable; vous caresserez vos amis, vos enfans, votre femme; la paix, le bon accord règnent chez vous. La veille vous aviez mangé du gibier, vous aviez bu du vin de Madère, vous aviez pris du café, du rhum ou de l'eau-de-vie; votre air était sombre, menaçant, un seul mot eût réveillé votre colère. »

A cette énumération de végétaux utiles aux goutteux, nous ajouterons le navet, les salades et le melon. M. le docteur Ségalas a fait l'éloge de ce dernier légume, et le prescrit dans les affections calculeuses qui accompagnent comme on le sait les affections goutteuses.

Le goutteux doit exclure de son régime les truffes, le homard, et les alimens qui sont lourds et occasionnent souvent des vents ou des renvois.

De ce chapitre on peut conclure que le malade doit surveiller la digestion de ses alimens, veiller sur les organes qui sont chargés d'exécuter cette fonction, afin qu'il y ait un équilibre parfait entre la recette et la dépense, comme l'a dit un homme de beaucoup d'esprit; aussi fera-t-il souvent usage d'un purgatif approprié à la susceptibilité de ses organes, c'est alors que j'ai reconnu l'utilité de mon vin anti-goutteux, comme moyen d'entretenir des selles quotidiennes, et de prévenir le retour des accès de *goutte*, ou de l'élixir que je désigne sous le nom d'élixir oriental (1).

DES INFLUENCES MORALES.

CAUSES QUI AGISSENT SUR LE CERVEAU ET SUR LE SYSTÈME NERVEUX.

Les goutteux sont sujets aux insomnies; que de causes ne les y prédisposent-elles pas; le médecin doit aller à la recherche de ces causes pour les détruire, et procurer à son malade un sommeil doux et tranquille. Les veilles prolongées énervent le cerveau, et brisent le corps; le sommeil, au contraire, lorsqu'il a une durée raisonnable (7 à 8 heures) est un baume réparateur qui calme l'irritation, modère la douleur et la rend plus supportable. Le goutteux doit éviter de dormir dans le jour, et après ses repas; un sommeil semblable rend le corps lourd et congestionne le cerveau.

Les goutteux doivent toujours se procurer la tranquillité d'esprit, éviter les émotions cruelles du jeu, fuir le chagrin, l'ambition, l'envie et toutes les violentes passions de l'âme. Sydenham prétend que les rémèdes ont peu d'effet, lorsque l'âme est vivement affectée.

Le goutteux, homme de cabinet, devra n'y pas faire des séances trop longues.

Les passions vives et les affections morales jouent un grand rôle dans la production des maladies chroniques, de la *goutte* surtout, et il est difficile de guérir

(1) C'est la teinture de jalap et de scammonée adoucie avec le sirop d'oranges, ou aromatisée avec l'eau de *laurier cerise*.

par des remèdes externes ou internes des maladies causées par l'ambition, l'amour, l'envie, la jalousie. Toutes les affections de l'âme ou les désordres de l'imagination peuvent produire la *goutte* en altérant le chyle, en supprimant la transpiration et en décomposant les humeurs vitales. Tout ce qui affecte l'esprit, dit Buchan, trouble les digestions, accumule les humeurs corrompues, et provoque les accès goutteux. Les passions des goutteux sont naturellement vives, de peu de durée; ils ont une sagacité et une perspicacité extraordinaires; aussi Sydenham disait-il que la *goutte* n'attaquait particulièrement que les gens d'esprit, de génie et de bon sens.

Il faut donc ménager la susceptibilité que tout concourt à exalter chez les goutteux, car les paroxismes de cette maladie paraissent ou disparaissent sous l'influence d'une émotion vive.

Linné qui prétendait guérir sa *goutte* en mangeant des fraises, fût tout à coup délivré d'un violent accès, à l'aspect des richesses botaniques que son élève Kalne lui rapportait du Canada.

Le grand Condé ne souffrait plus lorsqu'il avait à livrer une bataille.

Le goutteux doit donc modérer ses passions, éviter les excès et fuir l'intempérance, ce fléau de l'espèce humaine qui a détruit plus d'hommes que la guerre. Une vie calme, des fonctions régulières et surtout une grande sobriété, voilà les seuls moyens de lutter contre l'invasion de toutes les maladies en général, particulièrement de la *goutte*, surtout lorsqu'on y est prédisposé par sa constitution, ses habitudes et par des accès précédens.

TABLE.

Pages.

RÉSUMÉ.

TRAITEMENT SPÉCIAL

DES

MALADIES DOULOUREUSES.

RÉSUMÉ.

TRAITEMENT SPÉCIAL
DES MALADIES DOULOUREUSES

(Goutte, — Rhumatisme et Névralgie),

A L'AIDE

Du Vin et du Baume sédatifs ou anti-goutteux,

Préparés d'après ma formule(1) et que l'on trouve dans les pharmacies ci-dessous indiquées (2).

Le traitement que j'emploie pour combattre les maladies douloureuses, telles que la *Goutte*, le *Rhumatisme* et les *Névralgies*, est le résultat de l'étude consciencieuse que j'ai faite de la nature intime de ces affections. De nombreuses guérisons obtenues déjà à l'aide de ma méthode par quel-

(1) Ces préparations, prescrites tous les jours par des médecins, et dont l'emploi est immédiatement réclamé par les malades exigent un temps assez long pour être exécutées; il était donc indispensable que le médecin qui les prescrit et le malade qui les réclame les trouvassent préparées d'avance.

(2) LYON. — Chez *M. Lardet*, ph., place de la Préfecture, 7.
— *M. Vernet*, ph., place des Terreaux, 13.
— *M. Boissonnet*, ph., cours des Brosses, à la Guillotière.
SAINT-ÉTIENNE. — Chez *M. Faure*, ph., rue de la Comédie, 6.
DIJON. — Chez *M. Dadant*, ph.
MARSEILLE. — Chez *M. Thumin*, ph., rue de Rome.
— *M. L. Clapier*, drog., place aux Œufs.

ques-uns de mes confrères et par moi ne me permettent plus de douter de son efficacité ; aussi les succès constans et d'honorables encouragemens m'ont-ils décidé à user de la publicité pour attirer sur mon traitement l'attention, et de ceux qui souffrent, et de ceux qui ont pour mission de veiller à la santé publique. Je garantis qu'employées avec persévérance et exactitude, mes préparations ne tarderont pas à avoir raison de ces cas de *goutte*, de *rhumatismes* ou de *névralgies*, qui par leur opiniâtre persistance découragent le médecin et désespèrent le malade.

La *goutte*, le *rhumatisme* et les *névralgies*, ces trois maladies d'une nature essentiellement spécifique quoique liées entre elles par un phénomène uniforme, la *douleur*, ne se présentent toutefois pas toujours avec les mêmes caractères ; leur aspect variable offre des différences relatives à leur ancienneté, leur siége, leurs causes et sur-

Bordeaux. — Chez *M. Mourre*, à la pharmacie centrale, 28, Fossés de l'Intendance.

Dunkerque. — Chez *M. Leroy*, ph., place Jean-Bart.

Saint-Omer — *M. Damart*, ph.

Chalon-sur-Saone. — Chez *M. Bocquin*, ph., rue Saint-Vincent, 10.

Le Havre. — Chez *MM. Chantard* et *Vaccon*, droguist s, rue Royale, 17.

Rouen. — Chez M. *Esprit*, ph.

Bruxelles et la Belgique. — Chez *M. Ed. Dam*, droguiste, Vieille-Halle aux Blés, 39.

Saint-Pétersbourg. — Chez *MM. Hardy* et Cie, droguistes.

Constantinople. — Chez *MM. Fr. Della Fualda*, ph., grand'rue de Péra.

Londres. — Chez *M. Joseau*, ph., 49 Hay Market.

N. B. — Toutes les demandes d'envoi ou de dépôt doivent être adressées *franco* au docteur E. Levrat, rue de Provence, 3, à Paris, qui se chargera de les faire expédier.

tout aux individus ches lesquels elles se déclarent. C'est pourquoi j'ai composé mon traitement de différens moyens qui peuvent être combinés ou modifiés suivant les nuances de la maladie. Mais comme le principe ou l'élément de ces maladies (vice goutteux ou rhumatismal) est toujours le même, j'ai dû chercher pour éloigner, combattre ou détruire cet élément morbide un spécifique comme on en a trouvé un de la maladie vénérienne dans le mercure, de l'affection dartreuse dans le soufre, des fièvres intermitentes dans le quinquina etc. Après plusieurs essais et des guérisons constantes, j'ai adopté deux préparations que je considère aujourd'hui, après les nombreux essais que j'en ai faits, comme deux puisssans spécifiques de la *goutte* et des rhumatismes, c'est le *vin* et le *baume sédatifs.* (Le vin est quelquefois remplacé par des pilules qui sous une autre forme, contiennent les mêmes substances) (1).

Les guérisons que j'ai obtenues à l'aide de ces moyens sont solides et ne sont pas encore démenties. Les malades cependant, n'ont pas été astreints à un régime bien rigoureux. Je donne ici le résumé très abrégé de quelques faits pris au hasard parmi ceux que j'ai observés. Je ne connais rien de plus concluant en faveur de mon traitement.

(1) Mode d'administration.

Le *vin sédatif*, ou anti-goutteux, se prend le matin à jeûn et à la dose de deux cuillérées à bouche, pendant les accès, pur ou mélangé à une tasse d'infusion de thé ou de feuilles d'oranger. Son usage sera continué après la cessation des douleurs, mais à la dose seulement d'une cuillerée à bouche. On fera très bien de le recommencer à certaines époques (aux changemens de saison surtout), pour prévenir le retour des accès.

Le *baume sédatif* s'emploie pendant les accès en frictions faites avec la main nue et pendant douze à quinze minutes sur la partie douloureuse que l'on recouvre ensuite de cataplasmes épais et très chauds de farine de lin et de poudre de feuilles de belladone.

*

OBSERVATIONS.

GOUTTE.

1re *obs.* — M. le comte de S..., de Calcutta, était sujet à de violens accès de goutte qui revenaient presque tous les deux mois avec une désespérante régularité et le retenaient pendant 15 jours, souvent un mois au lit ou dans sa chambre avec des douleurs intolérables. Cinq jours de l'usage combiné du *baume* et du *vin sédatifs* ont fait disparaître les douleurs, puis le gonflement du pied. Le vin continué pendant quelques jours encore, comme préservatif, a totalement éloigné les accès, et aujourd'hui M. le comte de Sou... doit se croire guéri, car depuis le mois de janvier 1851 il n'a pas eu d'accès.

2e *obs.* M. N.., ancien receveur général d'un des départemens du Nord, goutteux depuis longtemps, était fréquemment tourmenté par des accès de goutte et de rhumatismes qui affectaient principalement les genoux et les pieds. Au mois d'avril 1851, un de ces accès, plus douloureux que jamais, le retenait au lit sans lui permettre aucun mouvement. Au bout de six jours de l'usage du *vin* et du *baume sédatifs*, le gonflement énorme et les souffrances cruelles du genou et du pied avaient totalement disparu. Depuis cette époque M. N.... a joui d'une parfaite santé que n'a pas troublée le moindre retour de ses douleurs. Il faut dire aussi

Lorsque je crois convenable de remplacer le vin par des pilules, comme dans les névralgies, par exemple, j'en fais prendre une le matin et une à midi.

Suivant quelques-unes des indications que présente la maladie, je conseille des purgatifs spéciaux dont l'action combinée agit sur le principe de la maladie, tout en rétablissant les fonctions normales des intestins.

qu'il a la précaution de prendre de temps en temps, comme préservatif, quelques cuillerées de *vin sédatif*.

3e *obs.* — M. Delan... artiste du Vaudeville, est pris subitement le 5 novembre 1850 d'une vive douleur au gros orteil avec gonflement et rougeur. Les mouvemens du pied sont impossibles, tant la souffrance est vive. Je prescrivis le *baume* et le *vin sédatifs*, et le 11, M. Delan... reprenait son service auprès de l'administration théâtrale.

4e *obs.* — M. Lem..., boucher, rue des Martyrs. Accès de goutte caractérisé par un gonflement énorme, une vive douleur et de la rougeur du pied gauche; guérison au bout de cinq jours par le *vin* et le *baume sédatifs*.

5e *obs.* — M. Rouco... marchand-tailleur, rue des Moulins, recevait pour un accès de goutte les soins de M. le docteur B..., membre de l'Académie nationale de Médecine, qui, après avoir employé tous les moyens dont la science dispose, se vit obligé d'abandonner la maladie à elle-même. Quelques jours de l'usage de mon traitement ont suffi pour triompher d'une maladie qui avait résisté à la grande expérience de l'un de nos plus célèbres confrères.

6e *obs.* — M. Adolphe, rue de Penthièvre, 2, homme de confiance de madame la marquise de Baumont, était perclus de ses membres inférieurs. Les pieds et les genoux rouges, gonflés et très douloureux, lui rendaient tout mouvement impossible. Cet état le désespérait, il craignait de perdre son emploi, car depuis six semaines déjà il était retenu au lit loin de ses occupations, et n'entrevoyait pas une fin prochaine à ses souffrances. Le 10 mai, il se décida à me faire appeler, et huit jours après il pouvait faire à pied une promenade d'une heure. Il a continué pendant un mois et demi l'usage du *vin sédatif*, et son état s'améliorant de jour en jour, sa guérison a été solidement et promptement rétablie.

7ᵉ *obs.* — M. Chevr..., de New-Yorck, logé rue de Richelieu 82, est subitement pris un soir en rentrant chez lui, le 15 janvier 1851, de vives douleurs au pied droit. Pendant la nuit, la souffrance, la rougeur et le gonflement augmentent, et le lendemain M. Chevr.., ne pouvant pas se faire illusion sur la nature de sa maladie, car il était sujet fréquemment à des accès de goutte, me fait appeler après s'être obstinément refusé à une application de sangsues prescrite par un de mes confrères. Des frictions avec le *baume sédatif*, un purgatif spécial, et l'usage du *vin sédatif* ont au bout de très peu de jours dissipé tous les accidens. D'après sa lettre du 15 septembre, sa guérison s'est maintenue, M. Chevr... n'a pas eu depuis cette époque le moindre retour de sa goutte, quoiqu'il ait continué son genre de vie, ses occupations pénibles, et ses voyages surtout, exposé au froid, à l'humidité, circonstances favorables au développement des affections rhumatismales.

8ᵉ *obs.* — M. Coutu.., de Boulogne, capitaine retraité, avait la goutte ; il y était très sujet, et ses accès duraient ordinairement fort longtemps, et étaient très douloureux. Un de ses amis, M. le capitaine Vaslin, qui lui-même avait été guéri d'un accès de goute à la main, vint me voir, et réclama mes conseils pour son ami malade. Au bout de quelques jours, M. Vaslin vint me remercier et me lire la lettre de son ami qui lui annonçait que grâce à mon traitement, toutes ses souffrances avaient promptement disparu.

RHUMATISME.

Obs. I. — Madame F..., rue Pavée, *rhumatisme* au genou. L'usage du baume sédatif et des pilules a fait disparaître en trois jours cette maladie qui inquiétait d'autant plus madame F... que, deux ans auparavant, elle avait eu la même maladie qui l'avait retenue au lit six semaines.

Obs. II. — M. le cardinal de ***, *rhumatisme* à l'épaule gauche.

Obs. III. — M. Chabert, teinturier, *rhumatisme* articulaire général. Toutes les articulations sont le siége de violentes douleurs; en quelques jours la maladie a cédé, en abandonnant l'une après l'autre les articulations malades.

Obs. IV. — M. Viard d'Ecully (Rhône), *Rhumatisme* articulaire de la hanche.

Obs. V. — M. Louis B..., de Bagnolet. *Rhumatisme* des pieds et des genoux.

Obs. VI. — M. Bouché, de Chantilly. *Rhumatisme* lombaire.

Obs. VII. — Madame Fl. Dufresne, barrière du Maine. *Rhumatisme* de l'épaule.

Obs. VIII. — Mademoiselle G..., domestique chez M. Morel, rue Saint-Honoré .... *Rhumatisme* lombaire.

Obs. IX. — M. Clerc, marchand-tailleur de Lyon, (hôtel du Dauphin). *Rhumatisme* du genou.

Obs. X. — Madame Tenay, rue Saint-Roch. (envoyée par M. le curé de Saint-Roch.) *Rhumatisme* lombaire.

M. Tap.., négociant, rue Montmartre; *rhumatisme* de l'épaule.

M. Louis Gaillard; rhumatisme de toutes les articulations.

Dans toutes ces observations dont il serait trop long de donner ici le détail, la guérison a été rapidement obtenue par l'usage combiné du vin ou des pilules et du baume sédatif, ou anti-goutteux.

NÉVRALGIES.

Obs. I. — Madame Delal..., rue Croix-des-Petits-Champs, *névralgie* de la face occupant le côté gauche. Déjà on lui avait arraché deux dents, pensant que ses souffrances étaient causées par ces deux dents bien que très légèrement gâtées, la douleur persistait; quelques jours de traitement firent disparaître les vives douleurs.

Obs. II. — Madame ***, concierge, rue de Tournon, 17, guérie en vingt-quatre heures d'une *névralgie* dans la tête.

Obs. III. — Mademoiselle ***, domestique chez M. Ray, passage des Petites-Écuries, guéri au bout de six jours d'une *névralgie* fémorale (sciatique).

Obs. IV. — M. Bizot, des Basses-Alpes, logé hôtel de la Providence, rue de Grenelle-Saint-Honoré, en trois jours, débarrassé d'une *névralgie* lombaire et fémorale.

Obs. V. — M. De Ramb..., douleurs vagues dans la jambe et la cuisse gauche, mais sans engorgement ni du pied, ni du genou; guéri en vingt-quatre heures.

Obs. VI. — Madame Dr..., rue Neuve-des-Mathurins, 16, *sciatique* des deux cuisses (guérison en très peu de jours).

Obs.. VII. — Madame De V..., aux Tuileries; violent accès de *sciatique* avec *névralgie* de tous les organes du bas-ventre, venant compliquer un commencement de grossesse.

Obs. VIII. — M. Br..., rue de Rivoli, *névralgie* pulmonaire compliquant un asthme habituel et revenant par accès à des époques indéterminées. Chaque fois que

M. Br... fait usage de mon traitement, les douleurs névralgiques disparaissent avec la plus grande promptitude.

De ces observations, il résulte :

1° Les préparations sédatives ou anti-goutteuses dont se compose mon traitement peuvent être considérées comme des *spécifiques* contre les maladies douloureuses telles que la *goutte*, le *rhumatisme* et les *névralgies*.

2° Que leur usage calme, éloigne et fait disparaître les accès, et que, continué pendant quelque temps ou recommencé à certaines époques, il empêche le retour de ces mêmes accès.

Si quelques malades voulaient suivre mon traitement, ou désiraient de plus amples renseignemens pour compléter ce que ce résumé ne peut ni contenir ni prévoir, je les engage à m'écrire directement ou, ce qui serait préférable, à me faire écrire par un pharmacien de leur choix qui, tout en leur livrant mes préparations que je lui enverrais à titre de dépôt, pourrait exécuter les autres prescriptions dont se compose mon traitement. J'engage toutefois ceux qui m'écriront à se conformer au progamme ci-dessous qui contient les questions dont les réponses éviteront aux malades et à moi la perte d'un temps précieux.

1° Quel âge ?... 2° Quel tempérament ?... 3° Depuis qu'elle époque la maladie, *goutte*, *rhumatisme*, *névralgie* s'est-elle déclarée ?... 4° La cause ?... 5° Le siége !.... 6° Est-elle héréditaire ou acquise ?... 7° Quels moyens ont déjà été employés ?...8° Quel est l'état habituel de l'estomac et du ventre ?... 9° A-t-il existé avant des maladies telles que maladies vénériennes, dartres, gale, etc ?....

Mes préparations sédatives ou anti-goutteuses sont exécutées sous ma surveillance, avec toutes les précautions nécessaires et indispensables pour en faire des médicamens utiles et sans le moindre danger. Pour offrir toute garantie, chacune d'elles, le *vin* et le *baume* ou les *pilules*, est contenue dans un flacon de forme spéciale et dont le bouchon est fermé par une capsule entourée d'une bande portant ma signature et celle du pharmacien chargé spécialement de leur préparation.

MM. les pharmaciens qui voudraient essayer, sur les malades de leur clientèle ou de leur connaissance, ma méthode de traiter les affections douloureuses, peuvent m'adresser, directement, leur demande : je leur ferai expédier mes préparations, en leur faisant les avantages accordés aux dépositaires; ils suivront le traitement qu'ils pourront diriger en se conformant toutefois à mes indications et en exécutant les prescriptions qui le composent.

Dr E. LEVRAT,

3, rue de Provence.

Traitement par correspondance, et consultations de 1 à 3 heures.

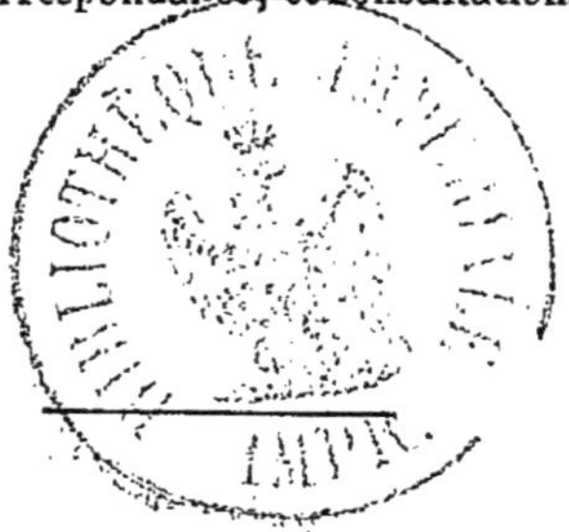

Paris. FÉLIX MALTESTE et Ce, rue des Deux-Portes-St-Sauveur, 22.